QUELQUES CONSIDÉRATIONS

SUR LA

FIÈVRE TYPHOÏDE

AU POINT DE VUE ÉTIOLOGIQUE

ET SURTOUT THÉRAPEUTIQUE

PAR

Le Docteur Pierre DAVID

NARBONNE

IMPRIMERIE TYPOGRAPHIQUE F. PONS

Place de Perpignan

—

1883

QUELQUES CONSIDÉRATIONS

SUR LA

FIÈVRE TYPHOÏDE

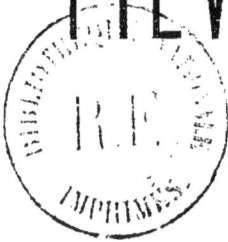

AU POINT DE VUE ÉTIOLOGIQUE

ET SURTOUT THÉRAPEUTIQUE

PAR

Le Docteur Pierre DAVID

NARBONNE

IMPRIMERIE TYPOGRAPHIQUE F. PONS

Place de Perpignan

—

1883

QUELQUES CONSIDÉRATIONS

SUR LA

FIÈVRE TYPHOÏDE

Au point de vue Étiologique

ET SURTOUT THÉRAPEUTIQUE

———

L'épidémie de fièvre typhoïde qui a sévi cette année dans un grand nombre de localités et particulièrement à Paris a donné lieu à d'intéressantes discussions dans le sein de l'Académie de médecine. Les orateurs les plus autorisés se sont succédé à la tribune, chacun apportant le fruit de ses observations, exposant ses vues sur la nature de la maladie, et, pour celui qui a suivi avec attention cette lutte oratoire, il est difficile de dégager de tous les brillants discours prononcés ce qu'il faut croire des causes capables d'engendrer la fièvre typhoïde, et la conduite qu'il convient de tenir. Ce qui ressort clairement c'est qu'on ne sait pas encore très bien ce qu'est cette maladie. Provient-elle d'un agent morbigène spécial, germe ou ferment ou microbe, comme on voudra l'appeler? Est-elle le résultat de l'encombrement? Exige-t-elle des conditions spéciales de réceptivité, telles que le surmenage, la

mauvaise alimentation, les logements malsains ?
La transmission se fait-elle par l'eau ou par l'air,
ou par les deux éléments à la fois ? La cause est-
elle inconsistante et décomposable, comme le veut
M. de Pietra Santa ? L'acclimatement jouerait-il
un grand rôle dans le développement de cette affection ? Faut-il accepter la théorie française de pré-
férence à la théorie anglaise. Ce sont autant de
questions qui ont été agitées mais non résolues. Il
ne semble pas cependant que le problème soit inso-
luble. Des observations rigoureuses finiront certai-
nement par trancher la question. L'opinion géné-
rale, c'est qu'il existe un germe typhique, dont le
développement est favorisé par l'encombrement, et
dont le véhicule est surtout l'eau que l'on boit. Ce
germe typhique prendrait son origine dans les déjections. Une récente communication de M. Dionis
des Carrières, relative à une violente épidémie qui a
sévi à Auxerre, semble confirmer cette manière de
voir. Il résulte en effet de cette communication que
cette grave épidémie ne peut être imputée qu'à l'in-
fection des eaux potables.

Quoiqu'il en soit, l'hygiène et la prophylaxie
gagneront certes beaucoup à cette étude, mais je
crois que la thérapeutique ne saurait en tirer un
grand profit. Quand l'individu est atteint, quand
la maladie est confirmée, le praticien n'a pas à combattre le poison morbigène, mais le résultat de cet
empoisonnement. L'anatomie pathologique n'est
pas à faire et n'offre pas heureusement les mêmes
obscurités que l'étiologie. Si nous ne savons pas
ce qu'est la maladie, nous savons où elle exerce

ses ravages et quels sont les éléments anatomiques altérés. Cela suffit pour le thérapeutiste.
Ce n'est pas ici le cas d'appliquer la maxime *sublata
causa, tollitur effectus*. Il en est du poison typhique
comme de beaucoup d'autres poisons qui détermi-
nent des lésions spéciales suffisantes pour provo-
quer dans l'économie une grande perturbation. Le
tableau symptomatique de la fièvre typhoïde appar-
tient aux lésions et non pas au germe typhoïgène.

Il n'y a qu'à consulter les livres de médecine
pour conaître l'anatomie pathologique de cette
affection et pour savoir que la lésion principale
siège sur la muqueuse du gros intestin, au niveau
des plaques de Payer, et d'une manière élective
dans la première portion du colon ascendant. De
cette notion découle une première indication : em-
pêcher la stagnation des matières fécales qui pour-
raient jouer l'office de corps étranger, irriter la
plaie intestinale, contrarier sa marche vers la guérison, Pour cela, il faut avoir recours à la méthode
évacuante. On ne prétend pas, en agissant ainsi,
chasser le poison typhique comme le croit M. Ville-
min et avec lui bien d'autres praticiens, on veut
seulement éloigner les accidents que nous signa-
lions tout-à-l'heure. D'ailleurs, il n'est pas nécessaire d'administrer des purgatifs violents. On se
contente de donner, comme le faisait M. Vulpian,
un demi-verre ordinaire d'eau de sedlitz tous les
deux jours. L'expérience démontre que cette dose
est suffisante pour entretenir une certaine humidité
au niveau des follicules agminés malades et prévenir l'arrêt des matières fécales ; elle est trop faible

pour irriter le plexus solaire ou ses dépendances et augmenter la congestion de la muqueuse. En outre, afin d'assurer le lavage du tube intestinal, on donne matin et soir un lavement froid de camomille. Ce lavement est remplacé par le demi-verre d'eau de sedlitz quand c'est le tour de ce dernier. La diarrhée sera-t-elle une contre-indication? Tout au contraire. La plaie intestinale détermine deux sortes de phénomènes, tantôt la constipation, tantôt la diarrhée. La méthode évacuante a pour effet de diminuer l'inflammation de la muqueuse et de modérer le flux diarrhéique. C'est pour la même raison qu'un purgatif suffit souvent pour arrêter une diarrhée tenant à un état catarrhal. En même temps qu'il y a irritation de la muqueuse, il y a développement de gaz et ballonnement du ventre. Les compresses froides renouvelées toutes les cinq minutes sont alors indiquées.

Il arrive quelquefois que, par ces seuls moyens, la maladie évolue rapidement et qu'en peu de jours l'individu soit rendu à la santé. Mais le plus souvent le devoir du médecin ne se borne pas là. Il faut encore combattre la fièvre et relever les forces du malade. A cet effet, j'administre une potion alcoolique et une potion au quinquina jaune que je fais prendre alternativement toutes les heures. Dans l'intervalle, je recommande tantôt du bouillon froid préalablement dégraissé, additionné, si c'est possible, d'un peu de vin ordinaire, tantôt du jus de viande, tantôt du lait non bouilli coupé avec de la tisane, et après chaque petite tasse de bouillon ou de jus de viande, un petit verre de Bordeaux.

Matin et soir, je prends exactement la température.
Quand celle-ci dépasse le matin 39° et le soir 40°,
et que cette hyperthermie persiste pendant plu-
sieurs jours consécutifs, je n'hésite pas à ordonner
des bains à 30 ou 32°, dans lesquels le malade reste
un quart d'heure environ. Je répète cette opération
toutes les trois heures jusqu'à ce que le thermomètre descende au-dessous de 40° et s'y maintienne.
Si la fièvre typhoïde revêt une forme ataxique,
j'administre, en outre des potions sus-indiquées, un
julep renfermant 4 grammes d'hydrate de chloral
et 4 grammes de bromme de potassium. De plus,
on doit surveiller tous les jours l'état de la bouche
et ne pas attendre pour la laver que les fuliginosités
s'accumulent dans les interstices des dents. Les
badigeonnages avec une solution au bicarbonate
de soude sont d'une bonne précaution. Si, malgré
tous ces soins, les parois de la bouche se revêtent
d'une couche pseudo-membraneuse, les pulvérisations répétées rendent un grand service. Dans la
récente épidémie, cette dernière complication s'est
présentée trois fois à mon observation. Les malades accusaient une gêne et une souffrance très
grande; il était difficile de leur faire prendre la
moindre quantité de liquide. Les pulvérisations au
bicarbonate de soude les ont débarassés en moins
de trois jours.

C'est ainsi qu'au moyen de l'expectation armée,
suivant l'heureuse expression de M. Dujardin-Beaumetz, on obtient d'excellents résultats. Cette expression a eu le don d'exciter la verve sarcastique de M.
Germain Sée, et cependant elle traduit bien l'atti-

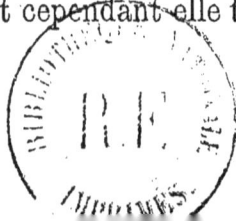

tude du praticien qui est, pour ainsi dire, en senti-
nelle devant le malade, et tout prêt à combattre
tel ou tel symptôme alarmant.

Ma statistique n'est pas à comparer avec celles
qui ont été publiées; elle serait momentanément
insuffisante. Je dois dire toutefois que, sur cinquan-
te-cinq malades, j'ai eu seulement trois morts. Tous
les trois des espagnols, à qui les ressources ont
manqué pour suivre scrupuleusement mes prescrip-
tions. D'ailleurs, je ne donne pas cette méthode
thérapeutique ni comme une nouveauté ni comme
devant infailliblement guérir tous les typhiques.
Elle est, à peu de chose près, la méthode classique,
avec cette différence que je nourris un peu plus et
que, suivant les cas, je pratique l'immersion. Mais,
en présence des remèdes qui viennent d'être tour à
tour préconisés, je crois qu'il n'est pas mauvais de
signaler la mauvaise voie dans laquelle on s'engage.
Avant d'entreprendre une nouvelle méthode, il faut
bien s'assurer qu'elle sera supérieure à celle qu'on
délaisse. La question étiologique a fait oublier les
lésions anatomiques. En médecine, il ne suffit pas
de savoir ce qu'il faut donner, on ne doit pas igno-
rer ce qu'il ne faut pas administrer. Sous prétexte
de juguler la maladie, de détruire le microbe typhique, on emploie des remèdes énergiques qui ont le
grave inconvénient d'imprimer à l'organisme une
forte secousse. Sous leur influence, les symptômes
paraissent s'amender un instant, mais bientôt le
mal prend le dessus et l'individu n'est plus en état
de résister. L'acide salycilique, l'ergot de seigle,
la résorcine, l'acide phénique présentent des dan-

gers trop évidents pour qu'ils puissent prendre rang dans le traitement de la fièvre typhoïde, qui est une maladie de longue durée ; il n'est pas prudent, pendant tout son cours, d'administrer des remèdes si violents. Ainsi que le dit M. Dujardin-Beaumetz, le fait du fonctionnement mauvais des reins exige une grande prudence dans l'administration des antiseptiques. « Il ne faut pas oublier que « ces organes congestionnés éliminent mal les mé- « dicaments, et, ceux-ci, s'accumulant dans l'orga- « nisme, peuvent y causer de grands désordres. » L'acide salycilique et l'acide phénique sont donc des remèdes dangereux.

L'ergot de seigle possède des propriétés physiologiques qui doivent également le faire repousser. Ainsi que je le disais plus haut, on doit, autant que possible, favoriser la marche de la plaie intestinale vers la cicatrisation. Sous l'influence de l'ergot de seigle, les fibres lisses de l'intestin, en se contractant, augmentent la congestion de la muqueuse. Et puis, une maladie qui entraîne après elle une grande débilitation, et peut se compliquer de plaques gangréneuses, n'admet pas l'administration d'un pareil rémède. M. Duboué (de Pau) aurait, paraît-il, à se louer de ce mode de traitement et n'aurait jamais rencontré les complications qu'il serait naturel de craindre. Il est prudent d'attendre que des observations plus nombreuses viennent confirmer celles de notre distingué confrère.

La résorcine n'est pas moins dangereuse que l'acide salicylique et l'acide phénique. On peut se rendre compte de la manière dont elle agit sur l'or-

ganisme en lisant la relation suivante donnée par
M. Péradon, qui vient de l'expérimenter sur lui-
même : « Je prends en une seule fois 7 grammes
« de résorcine dans 200 grammes d'eau, à midi
« vingt minutes. A midi vingt-cinq minutes, siffle-
« ments d'oreilles, picotements dans les pieds et
« dans les mains avec une sensation de chaleur
« dans tout le corps. Dix minutes plus tard, cha-
« leur considérable et transpiration abondante.
« Les démangeaisons des pieds et des mains aug-
« mentent ainsi que les bourdonnements. A partir
« de ce moment je perds la connaissance des faits
« et ne me souviens de rien. Ce qui suit m'a été
« raconté par un témoin. Grande agitation accom-
« pagnée d'un tremblement général, plaintes et
« gémissements continuels; les mains sont viola-
« cées, les lèvres blanches, les yeux voilés, les pa-
« roles incohérentes. A une heure quinze minutes,
« l'agitation continue, le pouls est petit ; algidité,
« pâleur considérable de la face; à deux heures dix
« minutes, je reprends connaissance. »

Enfin, je citerai pour mémoire le sulfate de qui-
nine à doses massives. M. Hardy l'a condamné en
des termes assez éloquents pour qu'il ne soit pas
nécessaire d'insister davantage.

Revenons donc à notre malade, qui vient d'en-
trer dans la convalescence, et voyons quelle doit
être maintenant la conduite du médecin.

Dès que la température et le pouls sont revenus
à l'état normal, il est urgent d'augmenter progres-
sivement l'alimentation. Cette augmentation mé-
rite une grande circonspection, car si on la fait

d'une manière intempestive, on a de graves mé-
comptes. Tous les médecins savent que la période
de la convalescence est encore une période criti-
que. Il est donc important de connaître les signes
d'après lesquels on pourra hardiment donner une
alimentation de plus en plus substantielle.

Tout d'abord, il faut attendre que, le soir, la température n'arrive pas à 38°, et ensuite que le malade
ne rende plus des matières comparables à du per-
sil pilé. Dès que les déjections ne sont plus liqui-
des, dès qu'elles commencent à être moulées, on a
là un criterium des plus sûrs pour la conduite à
tenir. En ce moment, la plaie intestinale est com-
plètement cicatrisée. On commence par permettre
le matin du bouillon ou du café au lait avec un
morceau de pain grillé, et le même jour, un peu
plus tard, vers les dix ou onze heures, un œuf à la
coque à peine cuit, ou bien un morceau de viande
que le malade se contente de sucer. Le soir, la
température vous indique comment s'est comporté
l'intestin. Si elle n'est pas plus élevée, le lendemain matin on augmente la ration ; le malade
avale quelques morceaux de viande, mais, ce jour-
là, il faut absolument qu'il aille à la garde-robe,
sinon supprimer l'alimentation et revenir au demi-
verre d'eau de Sedlitz. C'est ainsi que tout douce-
ment, en examinant la température, les garde-ro-
bes et l'état du ventre, on évite les complications
de la convalescence.

Une autre question qui n'est pas à dédaigner,
c'est de savoir quand on peut permettre au malade
de se lever. Cette permission, je la donne le lende-

main même du jour où j'ai augmenté la ration ali-
mentaire. Généralement le malade demande à se
coucher presque immédiatement après, mais, le
jour suivant, il sent que ses forces reviennent, et
rapidement, il arrive à pouvoir rester levé dans sa
chambre une bonne partie de la journée. Les pre-
miers jours pendant lesquels le malade se lève, il
ne faut pas s'inquiéter si le thermomètre dépasse
38° et quelques dixièmes. Si le ventre a bien fonc-
tionné, si la langue est humide et dépouillée de
saburres, il n'y a rien à craindre. L'exercice seul a
déterminé cette élévation de température, et le
lendemain matin on retrouve son malade prêt à se
lever et demandant un peu plus de nourriture que
la veille.

Peut-on indiquer l'époque de la défervescence
de la fièvre typhoïde? Cette époque varie nécessai-
rement et dépend de l'intensité du mal. Depuis les
symptômes légers d'un embarras gastrique jusqu'à
ceux d'un état typhique très prononcé, il y a une
différence facile à comprendre. On cite même des
individus qui n'auraient pas éprouvé le besoin de
s'aliter. Les Allemands appellent cette variété de
dothiénenterie, *typhus ambulatorius*. Pour expli-
quer ces différences dans le degré d'intensité de la
fièvre typhoïde, il semble tout naturel de croire
que cette intensité est en rapport direct avec l'éten-
due de la plaie intestinale et le nombre des plaques atteintes. Trousseau n'est pas de cet avis, et
il montre des individus chez lesquels l'ulcération
était insignifiante, et qui cependant ont succombé
du quinzième au vingtième jour de la maladie. « Il

« ne faut pas croire, dit-il, que l'éruption furoncu-
« leuse de l'intestin soit la maladie tout entière,
« que celle-ci ne soit rien autre chose qu'une
« phlegmasie, qu'une entérite, comme l'ont
« prétendu ceux qui l'ont désignée sous le nom
« d'entérite folliculeuse; il ne faudrait pas croire
« que les symptômes généraux soient sous la dé-
« pendance absolue des accidents locaux, d'autant
« plus violents que les altérations intestinales sont
« plus profondes et plus étendues. Cette entérite
« de nature toute spéciale qui caractérise, à l'au-
« topsie, la fièvre typhoïde, n'en est qu'un élé-
« ment. Ainsi que le faisait observer Laennec, les
« altérations du tube digestif, dans cette maladie,
« ne sont pas plus la cause des symptômes géné-
« raux qui l'accompagnent et la caractérisent au
« lit du malade, que les éruptions varioliques,
« morbilleuses et scarlatineuses ne sont la cause
« de la variole, de la rougeole et de la scarlatine.
« Elles en sont si peu la cause que, ainsi que nous
« l'avons dit, en quelques cas, très exceptionnels à
« la vérité, on les a vues manquer, que toujours
« elles sont postérieures dans leur développement
« aux manifestations symptômatiques de la fièvre.
« Enfin, si dans des cas légers il se peut qu'il
« n'existe qu'une éruption dothiénentérique très
« discrète, on cite des faits dans lesquels la mort,
« brusquement survenue à la suite d'une perfora-
« tion intestinale, avait montré une éruption des
« plus confluentes et de nombreuses ulcérations,
« tandis que, par opposition, on n'avait rencontré
« qu'une ou deux plaques de Payer malades dans

« d'autres cas où l'individu avait succombé vers le
« quinzième jour d'une fièvre typhoïde qui s'était
« manifestée par les symptômes généraux les plus
« violents. Pour nous résumer, en général, dans
« la dothiénenterie, contrairement à ce qui a lieu
« dans les autres fièvres éruptives, notamment
« dans la variole et la scarlatine, la gravité des
« symptômes généraux n'est pas en rapport avec
« l'intensité de l'éruption elle-même. »

Faudrait-il croire alors qu'il y a là une question
d'idiosyncrasie, de réceptivité morbide, ou bien que
le poison typhique n'a pas toujours la même virulence,
laquelle varierait suivant les époques et suivant les
lieux ? Peut-être que toutes ces diverses causes ne
sont pas indifférentes et donnent à la maladie son
cachet particulier, mais ce qui est certain, c'est que
le plus souvent à des symptômes généraux inten-
ses correspondent des altérations profondes et
étendues du tube digestif. Pour ce qui est des cas
exceptionnels publiés par Trousseau, dans lesquels
on n'avait rencontré qu'une ou deux plaques de
Payer malades chez des individus morts du quinzième au vingtième jour, je dirai qu'on ne doit pas
compter avec les exceptions. Et, d'ailleurs, dans le
cours de la fièvre typhoïde, on n'a pas seulement
affaire avec la lésion intestinale. Cette maladie re-
tentit dans les autres appareils organiques, et, pour
si peu que ces derniers soient déjà intéressés, sa
gravité ne fait que s'accroître, et il peut fort bien
arriver que cette complication soit uniquement la
cause de la mort. La plaie intestinale guérit, mais
le contre-coup éprouvé par l'organe malade de-

vient fatal. D'ailleurs, les rechutes n'ont-elles pas toujours lieu à la suite d'une alimentation trop précipitée, et n'ont-elles pas toujours pour cause une irrita ion au niveau des plaques de Payer non entièrement guéries ? Cela étant, on comprend aisément pourquoi cette affection est plus grave chez les grandes personnes que chez les enfants. Outre que chez ces derniers il existe une plus grande vitalité, les parents s'inquiètent du moindre dérangement intestinal, ils surveillent le changement qui s'opère chez eux, et vite ils envoient prendre leur médecin. Les grandes personnes, au contraire, luttent longtemps contre le mal ; elles traînent pendant quelques jours leur céphalalgie et leur fatigue ; elles ne discontinuent même pas quelquefois de vaquer à leurs affaires et forcent leur estomac à recevoir des aliments. Ce n'est que lorsqu'elles ne peuvent pas se tenir debout qu'elles se décident à garder le lit. De là, aggravation de la maladie, surtout si elle se déclare chez des individus surmenés, habitant des logements insalubres, se nourrissant mal. Dans ces conditions, les ulcérations de la muqueuse sont plus profondes et plus nombreuses, et les symptômes généraux mieux marqués.

Il n'entre pas dans mon cadre de relater les suites habituelles de la fièvre typhoïde. Elles sont d'ailleurs fort bien étudiées dans les ouvrages de médecine. Toutefois, avant de terminer, je veux parler d'un accident que je n'ai vu signalé nulle part et que l'on peut souvent observer au moment où la guérison semble définitive. Ce sont des coliques très vives éclatant quelques heures après le repas et qui inquiètent fortement le malade. Jusqu'ici je n'ai pas vu que cet accident eût des suites fâcheuses. Les opiacés m'ont toujours réussi à l'éloigner et une meilleure hygiène à le prévenir.

En résumé, la fièvre typhoïde serait provoquée par un poison spécial renfermé dans l'eau qui sert à l'alimentation. Ce poison prendrait son origine dans les matières fécales et aurait pour principal effet d'attaquer les éléments glandulaires de la muqueuse intestinale. La maladie aurait donc trois périodes bien déterminées. Une première période, dans laquelle l'individu est sous l'influence du poison, période d'empoisonnement. Une deuxième période, dans laquelle les altérations intestinales se manifestent, période d'état. Enfin, une troisième période, dans laquelle ces altérations se cicatrisent, période de déclin à laquelle correspond la convalescence.

Les antiseptiques peuvent avoir leur raison d'être dans la première période. Malheureusement, elle passe le plus souvent inaperçue pour le médecin qui est seulement appelé à la période d'état, alors que le poison a produit ses effets.

En ce moment ils deviennent nuisibles pour les raisons que nous avons suffisamment indiquées. Dès lors, le médecin devra porter toute son attention sur l'état du ventre, sur la température et les diverses complications qui peuvent survenir ; il guidera en conséquence sa thérapeutique, et n'oubliera pas que, la maladie étant longue, il faut donner à l'individu la force de lui résister.

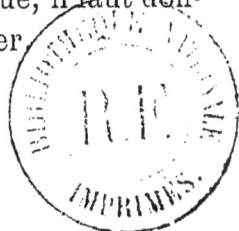

www.ingramcontent.com/pod-product-compliance
Lightning Source LLC
Chambersburg PA
CBHW050437210326
41520CB00019B/5973